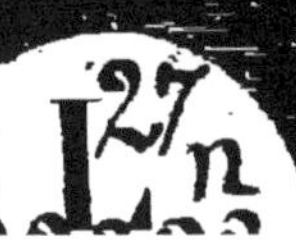

NOTICE NÉCROLOGIQUE

SUR M. LE DOCTEUR

EUGÈNE-NICOLAS REVEL

LUE

à l'Académie impériale de Savoie

Dans sa séance du 1er Mars 1866

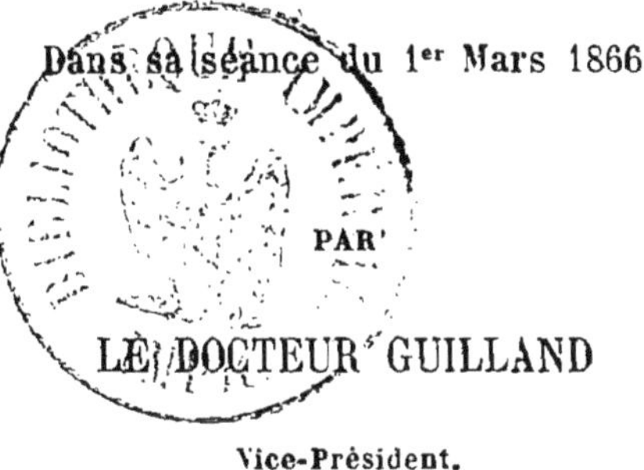

PAR

LE DOCTEUR GUILLAND

Vice-Président.

CHAMBÉRY

IMPRIMERIE A. POUCHET ET COMPAGNIE

Place St-Léger, 29

1866

Messieurs,

Quand votre Compagnie demande l'éloge de l'un des siens, elle n'entend pas seulement satisfaire à cette haute convenance qui a revêtu force de loi dans les sociétés savantes; elle ne cède pas non plus exclusivement au besoin de se faire comme une douce illusion en replaçant pour quelques instants au milieu d'elle celui qu'elle regrette : ce qu'elle veut encore, c'est que les idées et les faits auxquels fut mêlé celui qu'elle a perdu, repassent devant ses yeux dépouillés des teintes fugitives que l'actualité a pu projeter à leur surface, et plus semblables à l'opinion qu'en gardera cette première postérité qu'on a appelée la *postérité du lendemain.* En vous parlant du docteur Revel, je m'attacherai surtout à ce côté de ma tâche, et je m'efforcerai de joindre l'indépendance de jugement du confrère au pieux respect de l'ancien élève.

Le docteur Eugène-Nicolas Revel était enfant de ce Faucigny qui a fourni à la liste de vos correspondants les deux Ducros, MM. Grobel, Ducrey, Depoisier, Puget, Bastian, Pinget, Nicolet, Rey, Bouvard, Dufresne, Dumont, Bonnefoy, les deux Hugard et d'autres encore.

Ces noms rappellent des aptitudes fort diverses ; mais, s'ils ont une caractéristique commune, c'est la persistance des résolutions, la fixité des directions. Les hommes de cette vallée ne courent ni ne s'arrêtent. Ils ne se précipitent pas vers le but, mais ne le perdant jamais de vue, jamais ils ne manquent d'y arriver. Ce qu'ils ont décidé de faire, ils ne le réaliseront peut-être pas aujourd'hui, ni demain, ni après-demain, mais tôt ou tard ils le feront. Le Faucigneran rappelle la ténacité savoyarde, dans son expression la plus accentuée ; au service de cette volonté inébranlable il met ordinairement une santé robuste, prête à exécuter tous les ordres de *l'autre,* des talents variés, et surtout un infatigable amour du travail. Tel vous avez connu le Dr Revel, tel il s'est montré durant toute sa vie et dans les diverses manifestations de son activité.

Lorsqu'il vint à Chambéry en 1826, il était docteur de Paris depuis 1815 (1), et avait déjà pratiqué son art durant dix ans à Cluses, au milieu de ses concitoyens dont la confiance l'avait placé immédiatement à la tête de la commune (2). Dès 1830, nous le voyons obtenir la chaire de physiologie à notre Ecole préparatoire, et il

(1) Sa thèse est intitulée : *De l'allaitement maternel.*

(2) Son père, Nicolas Revel, avait été lui-même maire de Cluses durant les mauvais jours de 93 ; dans ce poste il sut se faire estimer même des révolutionnaires, tandis que, durant toute la Terreur, sa maison était le refuge des prêtres poursuivis et que l'on y célébrait la messe chaque dimanche.

Nicolas Revel favorisa considérablement l'introduction et le développement de l'industrie horlogère à Cluses et dans le Faucigny. Il fournissait aux ouvriers le travail et jusqu'aux moyens de s'y appliquer ; il voulait que chacun travaillât dans sa famille, et il n'ouvrit jamais d'atelier.

la conservera jusqu'à ce que l'annexion enlève à Chambéry cette institution et joigne le ruban de la Légion d'honneur à la croix des SS. Maurice et Lazare que lui avaient value en 1845 ses services dans l'enseignement. Il soutint en 1852 les droits de la Savoie au développement de ses institutions enseignantes, et signa, comme Président de la Société Médicale, la note rédigée au nom de celle-ci par le docteur Carret, son secrétaire, exposé concis et vigoureux, dans lequel nous retrouvions en le relisant l'autre jour les idées actuelles sur les avantages de la liberté d'enseignement et sur la convenance d'un jury examinateur distinct du personnel professoral.

Devenu proto-médecin et médecin du roi et de la famille royale en Savoie à la retraite du Dr Guilland, mon père, il a laissé dans son passage à la surveillance de la santé publique plusieurs épidémiographies manuscrites, empreintes de cette réserve prudente nullement exclusive de la précision et de cet esprit pratique qui ne l'abandonnaient en rien. Il n'y en a pas moins de vingt-huit relatives à des épidémies typhoïdes. Ses rapports sur le choléra de Sonnaz (1854) et sur celui d'Yenne (1855), ont été utilisés dans notre histoire du choléra en Savoie.

Observateur sagace, il avait demandé et obtenu que l'administration respectât le double rideau de peupliers qui, bordant la route d'Italie au sortir de Saint-Jeoire, protégeaient la commune de Chignin contre les miasmes des marais. L'invasion des fièvres paludéennes au lendemain de leur abattage lui a donné amplement raison, et votre secrétaire perpétuel a eu l'occasion de vous le rappeler dans son mémoire sur le Marais du Chêne. Il eut d'autres titres encore à la reconnaissance de Chignin, qui lui doit une vicinalité excellente et l'aisance de ses cultivateurs. A lui comme au Dr Gouvert, l'agriculture a été redevable de bons exemples et d'utiles leçons.

Le gouvernement de 1860 respecta les droits acquis de l'ancien proto-médecin : il l'appela au *Conseil d'hygiène*, et ses collègues lui donnant tout ce qui dépendait de leur scrutin, l'y portèrent à la vice-présidence.

L'un des quinze membres fondateurs de la *Société médicale de Chambéry*, premier fruit de la liberté d'association dans les Etats sardes, il en devint le vice-président par la première élection, et, deux ans après, succéda pour la présidence au docteur Rey. La Société était encore en travail d'organisation, lorsque le 3 juillet 1848, le docteur Revel y lisait une note sur une épidémie de scarlatine régnant à Corbel. Dès lors, président ou présidé, sans lui donner des communications écrites fréquentes, il n'a été absent d'aucune des questions agitées dans son sein. D'une assiduité rare aux séances, nous retrouvons son intervention dans toutes nos discussions, tantôt pour les éclairer par quelque souvenir de sa pratique personnelle agréablement évoqué, tantôt pour les diriger sans en entraver la liberté, mais, comme l'a dit le docteur Massola, « avec un calme et une « dignité qui prévenaient à temps la transformation si « prompte parfois du débat scientifique en dispute « orageuse. » Et si la Société avait à se manifester par quelque acte extérieur, il savait, selon l'occurrence, en assurer le succès, ou tout au moins sauvegarder la dignité du Corps.

Il fut son délégué au *Musée départemental*. Il la présidait lorsqu'elle fit admettre à l'*Exposition universelle* de 1855 la collection si remarquée des eaux minérales de Savoie, due surtout aux soins de M. Calloud. Il la présidait de nouveau lorsqu'elle donna le baptême scientifique à la découverte de la source de *la Bauche*. Il la présidait encore, lorsqu'en 1862, à propos de l'organisation des médecins du département en association mutuelle, il lui maintint énergiquement l'honneur et l'avantage de l'initiative, et obtint par son insistance patiente, polie, mais inébranlable, par son attitude inexpugnablement légale, que cette association sortît librement de la spontanéité locale. Aussi l'Association départementale reconnut-elle la grandeur du service rendu en le portant en deuxième ligne sur la première rose de proposition à l'Empereur pour la présidence. Mollard Charles, doyen d'âge, était présenté en première ligne, et le pouvoir s'honorait en respectant scrupuleusement cet ordre de présentation. Deux ans s'étaient à peine écoulés, et l'Association, hélas! avait à faire une nouvelle présentation. Elle se souvenait encore, et désignait Revel à la nomination impériale par son vote compacte du 26 juin dernier.

Il me reste à vous signaler deux brochures, les seuls travaux imprimés du docteur Revel, à ma connaissance du moins. L'une, à propos d'une grave question de médecine légale, tend à établir, contrairement à l'opinion la plus générale, que la luxation de la première vertèbre cervicale sur la seconde n'est pas toujours et nécessairement le résultat d'une suspension. Dans le procès P. B., deux experts, adoptant la thèse plus suivie, avaient conclu à un assassinat par pendaison. Un troisième expert avait admis la possibilité de la luxation par une chute. Consulté en quatrième lieu, le docteur Revel se déclara pour cette dernière explication, et, entraînant la conviction des juges par la lucidité et la vigueur de sa démonstration, il écarta la prévention. Son mémoire fut accueilli avec empressement par l'Académie médico-chirurgicale de Turin, dont il était membre correspondant, et inséré dans son journal.

Sa deuxième publication est l'explication de l'*Anesthésie éthérée par la non-artérialisation du sang* amenant elle-même l'insensibilité des centres nerveux privés de leur stimulant indispensable. Elle vous fut soumise dans votre séance du 24 mars 1847, donna lieu à un savant rapport de M. le docteur Domenget, et se lit au tome XIIIe de vos Mémoires. A cette époque, deux théories se partageaient les physiologistes : celle de l'*asphyxie* adoptée par M. Revel et celle qui invoquait l'action *spécifique* de l'éther sur les centres nerveux. Dès lors divers moyens d'arriver à l'anesthésie, de la généraliser ou de la localiser, le gaz acide carbonique, le froid, la catalepsie, l'hypnotisme, dont M. Carret vous a entretenus un jour, l'étude des nerfs vaso-moteurs et des actions réflexes, ont agrandi le champ de la discussion.

En définitive, si les derniers travaux n'ont pas permis de constater la loi commune de l'anesthésie, ils n'ont pas non plus infirmé irrévocablement l'opinion à laquelle se rangeait en 1847 le Dr Revel.

Son mémoire lui valut l'*agrégation* à votre académie le 14 juillet 1850. Il était votre *correspondant* depuis le 13 août 1820 et devint *effectif* le 14 mars 1851. Son discours d'entrée prononcé le 30 mai 1851 roulait sur les « rapports de la médecine avec les autres sciences. »

Vos archives conservent de lui un mémoire adressé en 1824 sur un typhus des Ouches. Trois autres manuscrits sont des rapports sobres et judicieux sur le *Traité des dégénérescences* du Dr Morel (1858), sur le *Dosage de l'iode et du brome contenus dans les eaux d'Aix*, par M. Bonjean (1859), sur le traité de la *Chorée* par M. Quantin.

Il entra dans votre bureau en qualité de *trésorier* en avril 1854. Vous savez dans quelles délicates circonstances il abordait cette charge, et quelle mesure, quelle habileté il sut déployer pour introduire l'ordre dans vos finances. Il y réussit et resta douze années en possession de ce domaine qu'il avait bien vraiment conquis. Ses rendements de compte et ses présentations de budget étaient de petits chefs-d'œuvre en leur genre. Il avait le bon esprit d'en comprendre l'importance et il y mettait un louable amour-propre. Aussi les mêmes fonctions lui furent-elles dévolues au 30e *Congrès scientifique* et au *Musée départemental*.

J'ai parlé longtemps, Messieurs, et je n'ai rien dit du praticien. Mais sa clientèle nombreuse et choisie en sait et en dit plus que moi. Quoiqu'il eût débuté au milieu de nos populations rurales, ses habitudes le désignaient plutôt à la pratique citadine, et celle-ci lui a été d'une rare fidélité. De son côté, il était toujours à sa disposition. Il ne s'accorda quelques loisirs que tard, lorsque son âge avancé et la présence de son fils vinrent l'y autoriser. Il n'arrivait jamais avant l'heure auprès du lit du malade; mais une fois arrivé, il lui appartenait entièrement et aussi longtemps que cela pouvait convenir. Il observait et interrogeait minutieusement. Dans ses prescriptions il ne négligeait aucune des petites recommandations qui leur assurent un utile prestige et en amènent parfois le succès. Exempt de préoccupations systématiques et tout en poursuivant un diagnostic précis, sa médication réservée et prudente était volontiers celle des indications et des symptômes.

Affable envers tous, avec un empire parfait sur lui-même, sa gravité ne devenait jamais sombre ; son sourire ne cessait jamais d'être grave. Non moins doux et patient envers les pauvres qu'envers les riches, plein de déférence envers ses confrères, surtout envers ceux qui étaient moins âgés, moins expérimentés ou plus modestement placés que lui, d'une égalité d'humeur inaltérable, ne donnant ainsi aucune prise à l'emportement des autres lors même qu'il en aurait pu provoquer le sentiment, ne se départant jamais de ses manières courtoises envers ceux qu'il combattait, toujours dans la légalité et dans les convenances, M. Revel possédait à un haut degré ce que nous appellerions dans cette enceinte *les mœurs académiques,* ce que l'académicien François de Sales a appelé d'une expression plus chrétienne et par là plus exactement vraie à propos de celui que nous regrettons, « la fleur de la charité. »

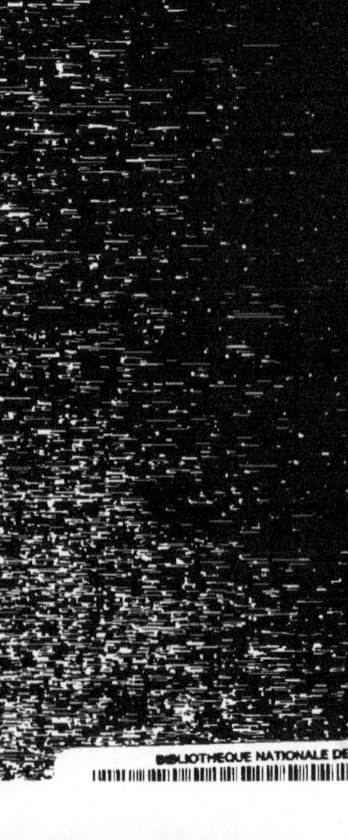

www.ingramcontent.com/pod-product-compliance
Ingram Content Group UK Ltd.
Pitfield, Milton Keynes, MK11 3LW, UK
UKHW020232200726
13856UKWH00004B/1720